AF461161

OPHTHALMIE

DES

NOUVEAU-NÉS

PATHOGÉNIE ET TRAITEMENT

PAR

LE Dr R. LABUSQUIÈRE

EXTRAIT DES *Archives de Tocologie.*

PARIS

A. DELAHAYE et E. LECROSNIER, EDITEURS

place de l'Ecole-de-Médecine

1884

OPHTHALMIE DES NOUVEAU-NÉS

PATHOGÉNIE ET TRAITEMENT

Les descriptions cliniques qui se rapportent à l'histoire des *grandes épidémies puerpérales* seront, peut-être, pour les jeunes générations médicales, un sujet de grande surprise. On sera sans doute étonné, un jour, d'apprendre qu'en présence de ces manifestations intenses du *génie puerpéral*, des hommes éminents restaient, pour ainsi dire, absolument désarmés, et assistaient à leur évolution complète attendant, en véritables fatalistes, que le mal eût terminé son œuvre et se fût épuisé lui-même par le nombre des victimes. Obligation sera aux jeunes médecins de retourner aux classiques qu'étudiaient leurs aînés pour avoir une idée juste de ce qu'a été l'obstétrique, des mécomptes, j'allais dire des découragements qu'elle réservait à ceux qui lui consacraient leur existence, pour être surtout à même de bien apprécier les progrès accomplis. S'ils se soucient ensuite de saisir la corrélation étroite qui relie ces progrès à certains événements scientifiques, ils apprécieront sainement de quel côté est venue la plus grande part du bien. Ils comprendront aussi quelle idée lumineuse grandie au milieu d'une vie d'infatigables recherches et qui mit en mouvement toute une foule de chercheurs d'élite, fut le point de départ des réformes efficaces. Idée qui prit corps et vint, en obstétrique comme en chirurgie, constituer la *doctrine des microbes* et surtout la *doctrine des résultats*. Grâce à une prophylaxie et à une thérapeutique en harmonie avec les idées pastoriennes, on est en droit d'affirmer que déjà les affections puerpérales rentrent dans le nombre des maladies dont on peut grandement limiter l'action, sans que rien puisse faire redouter, aujourd'hui, un retour aux hécatombes d'autrefois. Or, à côté de ces affections, marchant, pour ainsi dire, de conserve avec elle, il en est une qui apparaît *encore*, mais qui jadis sévissait, quelquefois, avec une violence extrême.

Il s'agit de l'ophthalmie des nouveau-nés, qui va faire le sujet de cette étude. Et cette affection, évoluant toujours parallèlement aux maladies puerpérales, cédant aux mêmes méthodes de prophylaxie et de traitement, s'atténue déjà, comme nous le verrons, au point de disparaître à peu près complètement dans les services de maternité.

Nature de l'ophthalmie. — Les différences considérables que présente l'ophthalmie dans son expression symptomatique et dans l'intensité de ses effets, sa tendance naturelle vers la guérison, sa sobriété, pour ainsi dire, dans certains cas, dans d'autres, au contraire, sa *tendance fatale* à s'aggraver, à se propager en dépit de tout traitement, étaient tout autant de sujets faits pour dérouter les cliniciens et les détourner de l'idée de rechercher une *cause unique* pour une maladie aussi variable dans ses allures que dans ses conséquences. Mais ces considérations, à propos de l'ophthalmie, ne visent-elles pas aussi directement les maladies puerpérales avec lesquelles nous l'avons déjà mise en regard ? Est-il, en effet, un seul clinicien qui n'ait pas eu autrefois l'occasion de remarquer des changements aussi étonnants dans la physionomie de ces affections? N'est-il pas arrivé aux mêmes hommes qui, durant des périodes relativement longues, avaient constamment triomphé des accidents puerpéraux, de se trouver, en d'autres temps, dans l'obligation absolue, pour limiter leur extension, d'évacuer et de fermer pour un temps assez long les services de maternité. L'opinion moderne, la plus répandue, est qu'il s'agit dans l'ophthalmie d'une maladie infectieuse, se développant sous l'influence d'une cause spécifique, qui n'acquiert toute sa virulence que lorsqu'elle est favorisée par un ensemble de circonstances spéciales, constituant un milieu de prédilection. On pourrait sans doute reprocher à cette théorie de n'être pas basée sur un nombre considérable d'expériences absolument précises, reprocher aussi à ses nombreux adeptes de n'avoir pas encore isolé d'une manière indiscutable l'organisme ou les organismes soupçonnés d'être *la cause première* de la maladie. Mais les conceptions modernes trouvent de solides arguments dans les considérations qu'élèvent l'histoire des grandes épidémies, les faits innombrables de contagion et surtout les résultats si merveilleux fournis par l'emploi de méthodes de traitement prophylactique et curatif, suggérées par l'opinion moderne sur la nature de l'affection. Nous pensons même qu'il n'était pas indispensable, dans le but de trouver un argument de plus, d'en arriver à ces expériences, par trop risquées, de Zweifel, que nous livrons à l'appréciation de nos lecteurs et dont voici la description :

« La question que l'auteur se propose de résoudre est de savoir si la blépharo-blennorrhée des nouveau-nés est *fatalement* due à un virus pourvu de coccus spécifiques, le diplococcus ou coccus gonorrhéique de Neisser, ou bien si les simples sécrétions vaginales catarrhales ou les lochies normales peuvent déterminer la conjonctivite.

S'autorisant des expériences de Guille sur quatre enfants aveugle-nés, de Piringer sur vingt-neuf enfants atteints de pannus, Zweifel, de concert avec son collègue Stattler, a osé expérimenter sur des enfants dont les yeux étaient en parfait état.

Recueillant avec une pipette dans le vagin de femmes parfaitement saines des lochies qui, examinées au microscope, ne contenaient que quelques coccus et où il n'y avait pas trace de gonococcus, Zweifel a eu le courage et l'audace de porter directement la sécrétion lochiale dans le cul-de-sac conjonctival de six enfants. Pas une fois il ne s'est produit d'ophthalmie blennorrhagique. Il a utilisé des lochies du troisième au treizième jour, c'est-à-dire des lochies sanglantes, séreuses et purulentes. Le résultat a toujours été le même. Jamais il n'y a eu ni inflammation, ni suppuration. Deux des femmes avaient eu anciennement de la leucorrhée.

Il conclut à la spécificité du virus, c'est-à-dire que pour lui, cette forme d'inflammation est due au transport et à la propagation de la gonorrhée par le diplococcus, le coccus gonorrhéen de Neisser et Stattler.

Étiologie. — Comme le fait ne pouvait guère manquer de se produire pour une maladie aussi variable dans ses allures que la conjonctivite purulente des nouveau-nés, on a fait rentrer dans son étiologie le cortège complet des causes banales qui viennent fatalement figurer dans celle de toutes les affections dont la *cause essentielle* reste inconnue. D'ailleurs les idées nouvelles sont loin d'ôter à un certain nombre de circonstances invoquées autrefois toute espèce de responsabilité dans la pathogénie de l'affection. Si l'on est, en effet, plus disposé à croire que le développement de la maladie, avec toutes ses conséquences, exige l'intervention d'un agent spécifique, nous répétons que cet agent lui-même a besoin d'un *milieu spécial* pour acquérir toute sa virulence et toute son intensité d'action. Sans vouloir forcer les analogies, ni affirmer que la chose doit nécessairement se passer ainsi dans le cas qui nous occupe, ne sait-on pas pertinemment aujourd'hui que :

1° Suivant la nature des milieux de culture, certains virus s'atténuent ou acquièrent, au contraire, des qualités septiques extraordinaires. Les expériences si lumineuses de Pasteur sur le choléra des poules ne nous ont-elles pas montré comment il suffit, parfois, d'un simple changement dans la température de l'animal en expérience, pour favoriser ou annihiler complètement les effets du virus ?

2° D'autre part, dans ses récentes recherches *sur les organismes vivants de l'atmosphère*, le Dr Miquel n'a-t-il pas démontré que le vent ou la pluie jettent dans l'air ou fixent sur le sol aussi bien des ferments morbigènes que des bactéries inoffensives ? N'a-t-il pas démontré que le nombre de ces organismes varie dans des proportions considérables sous l'influence des variations atmosphériques, des qualités d'humidité ou de sécheresse de l'air, etc. ?

3° Enfin, pouvons-nous laisser de côté la détermination spontanée en apparence, mais évidemment due à une contamination, antérieure ou actuelle, héréditaire ou personnelle, qui fait que l'enfant est susceptible d'éruptions diverses, siégeant dans la peau et les muqueuses? Un nouveau-né est affecté d'un érythème, d'un eczéma, d'une pseudo-varicelle, d'une acné profuse ou discrète, etc. De même que la peau, la conjonctive ne peut-elle point être le siège de l'exanthème? C'est là une doctrine médicale saine que les théories microbiennes ne font que fortifier bien loin de l'ébranler. Nous admettrons donc une conjonctivite de cause interne, sans lui refuser néanmoins le concours des causes externes dans la détermination de sa forme anatomique.

La question de l'ophthalmie nous paraît très complexe; nous tenons à reconnaître qu'avec les théories nouvelles sur l'infection, on a autant de souci qu'autrefois de la *nature du terrain* sur lequel évolue la maladie et de certaines circonstances qu'à tort on suppose trop négligées aujourd'hui. Donc le terrain et les conditions accessoires, mécaniques, atmosphériques, dynamiques doivent trouver leur place dans l'étiologie de l'affection. Pour la clarté de l'exposition nous divisons l'étiologie de la façon suivante :

A. *Causes générales*. — Elle comporte : 1° les données étiologiques vagues qui, en fait de conditions hygiéniques, accidentelles, subjectives ou objectives, ne paraissent pas se rattacher directement à l'action précise d'un contage, l'influence de l'encombrement et des maternités en première ligne. Néanmoins nous ne saurions séparer ces éléments pathogéniques de la donnée de l'étiologie par infection que nous avons adoptée.

2° Les causes prédisposantes, tenant à des conditions de nature à favoriser l'action du contage; celles-ci ayant surtout trait à des circonstances qui modifient la résistance externe ou interne de l'enfant.

B. *Causes internes.* — Exanthème conjonctival.

C. *Causes spécifiques d'origine extérieure.* — 1° Contamination avant la naissance par le contact des paupières de l'enfant avec les sécrétions maternelles; 2° contamination d'origines diverses s'effectuant après la naissance.

A. *Causes générales.* — Nous signalerons à nouveau et en première ligne les changements soudains des propriétés physiques de l'air; « l'ophthalmie, a dit Guersant, se déclare quelquefois sous l'influence d'un état particulier de l'atmosphère », l'influence des saisons (épidémies, Dequevauvilliers); la chaleur d'un feu trop vif s'exerçant sur des yeux qui s'ouvrent pour la première fois; l'exposition trop prolongée à la lumière trop vive (Sonemayer, Scarpa, Vidal de Cassis et Mackensie); présentation à la mairie ou à la cérémomie du baptême; le vent froid et humide qui, dans certaines contrées, donne l'ophthalmie, comme s'il la soufflait dans les yeux; Darcer écrivait dans sa thèse d'agrégation : Rien n'est plus fréquent que de voir l'ophthalmie être précédée et accompagnée de coryza, d'angine, de bronchite; enfin le Dr Connen (1) a exprimé, dans sa thèse inaugurale, son opinion sur l'influence du froid, de la manière suivante : « Nous avons vu, dit-il, des enfants qui avaient été portés de la clinique d'accouchements à l'Académie de médecine, ayant les yeux parfaitement sains, contracter, à la suite de ce petit voyage, une ophthalmie qui ne pouvait reconnaître d'autre cause évidente. » On conçoit aisément que les observateurs aient eu à noter de pareilles circonstances, quand on songe que la conjonctive est une muqueuse exposée, et partant, susceptible, comme toutes les muqueuses de cette espèce, comme toutes les plaies siégeant à l'extérieur, d'être impressionnée fâcheusement par un grand nombre d'agents, physiques, chimiques, etc. Qu'elle peut, par conséquent, sous ces influences variées, subir des altérations plus ou moins profondes, qui ne pourront que favoriser l'action des contages en leur créant une porte d'entrée. N'oublions pas, en outre, que ces enfants rentraient ensuite dans un milieu essentiellement favorable à l'infection, alors qu'ils étaient déjà porteurs d'affections catar-

(1) Thèse de Connen. Du traitement prophylactique de l'ophthalmie des nouveau-nés. Paris, 1883.

rhales qui ne pouvaient que la faciliter. D'ailleurs, si l'on accorde à la plupart des *causes accessoires*, que nous avons énumérées, l'action essentielle, on risque fort de se mettre dans l'embarras, quand il s'agit d'expliquer une nouvelle influence que nul clinicien n'a jamais songé à contester : l'influence des maternités, que nous allons envisager maintenant.

Influence des maternités.— Mackensie, 1856, a calculé que la proportion de l'ophthalmie était, par rapport au nombre des naissances, d'un dixième à la maternité de Stockholm. Horner rapporte que, dans une réunion des directeurs des asiles d'aveugles, en Autriche et en Allemagne, tenue en 1876, il fut établi que, chez 33 0/0 environ des enfants aveugles admis dans ces asiles, l'ophthalmie avait été la cause de la cécité. Voici, du reste, un tableau emprunté au mémoire d'Haussmann, qui donne une idée de la fréquence de la cécité en Allemagne, du fait de cette affection :

	Nom des asiles des aveugles.	Entrées 1865 à 1875	Par ophthalmie des nouveau-nés.	0/0
1	Copenhague.........	145	12	8.17
2	Duren..............	120	11	9.17
3	Francfort-sur-le-Mein..	35	4	11.48
4	Berlin.............	89	19	21.35
5	Hanovre............	151	36	23.84
6	Friedberg..........	59	15	25.42
7	Braum..............	59	15	25.42
8	Barby..............	102	16	25.49
9	Kœnigsberg.........	138	29	28.26
10	Kiel...............	44	13	29.55
11	Leipsick...........	26	8	30.77
12	Vienne.............	135	42	31.11
13	Amsterdam..........	54	17	31.48
14	Dresde.............	282	93	32.98
15	Hambourg...........	33	11	33.33
16	Breslau............	239	84	35.10
17	New-Torney.........	81	34	41.97
18	New-Bloster........	44	19	43.18
19	Munich.............	96	42	43.75
20	Buda-Pesth.........	142	68	47.89
21	Lemberg............	38	23	60.52

C'est en effet dans les maternités que l'on observe, que l'on a observé surtout, la conjonctivite purulente. Des hommes éminents comme Trousseau et Lorain avaient aussi remarqué qu'il existe entre cette affection et la suppuration du cordon, l'ictère, l'érysipèle, les manifestations puerpérales en un mot, une étroite solidarité. Aussi la tenaient-ils, dans certains cas, comme une manifestation de la *puerpéralité*. A la campagne, nous ne saurions trop le répéter, elle ne s'y produit que rarement, d'une manière isolée et si sobrement que certains praticiens arrivent à la fin d'une longue carrière sans l'avoir jamais observée. Et lorsqu'elle y apparait, faut-il tout de suite admettre qu'elle y a été causée nécessairement par l'une des causes que l'on invoquait autrefois? N'est-on pas en devoir de rechercher, aujourd'hui, s'il ne se trouverait pas là aussi, accidentellement, des conditions favorables au développement d'un agent infectieux, circonstances qu'on n'était pas conduit à rechercher avant l'époque où les travaux de Pasteur sont venus donner l'idée de ces investigations? Dans l'article si instructif de l'excellent livre de M. Siredey sur les affections puerpérales, intitulé : *Influence des milieux en dehors des hôpitaux*, l'auteur ne dit-il pas qu'on a vu des accidents puerpéraux éclater, de la façon la plus imprévue, à la ville et à la campagne, chez des femmes bien constituées, bien portantes habituellement, en dehors de toute opération obstétricale, de toute manœuvre, et alors qu'il était parfaitement établi que l'accoucheur ne s'était pas trouvé lui-même, depuis longtemps, en présence de septicémie puerpérale ou d'autres causes d'infection? Ne nous apprend-il pas ensuite qu'il a pu, par de minutieuses recherches, remonter à la véritable cause de l'infection, qui résidait, par exemple, dans la proximité d'un abattoir, de la pièce où les charcutiers font leurs préparations, véritables réceptacles de sang et de détritus en décomposition, qui constituent les meilleurs milieux de culture?... Si, d'ailleurs, la cause principale de l'ophthalmie résidait dans les variations atmosphériques, l'action d'un vent froid et humide, comment expliquer sa prédilection si marquée pour les maternités? Est-ce que tout ne s'y trouve pas, généralement, le mieux du monde disposé en vue de faire bénéficier les femmes et les enfants d'une température aussi égale que possible et de les mettre à l'abri des moindres courants d'air? Il semble tout au moins contradictoire que des causes essentiellement extérieures viennent, par un mécanisme mystérieux, concentrer précisément leur action entre des murs bien clos. Cela paraît également bien invraisemblable, que des influences aussi générales que les phénomènes météorologiques limitent, dans certains cas, si bien leur action que la maladie puisse sévir avec la plus grande rigueur dans un hôpital, tandis qu'elle ne fait pas une seule victime dans un établissement voisin. Avec l'hypothèse d'un agent infectieux ayant besoin d'un milieu spécial pour vivre et se développer, combien ces contradictions deviennent passibles d'une explication simple. On conçoit, en effet, que, pour des raisons absolument locales, un hôpital constitue un milieu spécial, qui n'est pas le milieu de l'hôpital voisin. Que l'un de ces milieux, — pour des raisons particulières qui n'existent pas nécessairement dans un autre, — devienne favorable au développement de certains germes, de celui de l'ophthalmie. Celui-ci alors se multiplie, acquiert toute sa virulence, et la maladie fait ses ravages. Que les conditions changent, deviennent moins favorables à la reproduction et au développement du germe, immédiatement il perd de ses qualités, la maladie va en s'atténuant, devient plus rare et va jusqu'à disparaître, si ses conditions d'existence deviennent de plus en plus défectueuses. En somme, il ne suffit pas d'arroser un point du sol pour faire pousser quelque chose. La qualité du terrain ne suffit pas. Il faut la graine pour germer. Et, quand on constate des différences aussi accusées dans les conséquences de cette germination, n'est-on pas en droit de supposer que cette *graine* doit être quelque chose de bien modifiable, quelque chose, par exemple, d'analogue à ces organismes si différents d'eux-mêmes, suivant les liquides de culture dans lesquels on les met? Enfin, pour expliquer les cas de grandes épidémies de conjonctivite purulente, où trouverons-nous une cause capable de multiplier ses effets d'une manière plus extraordinaire que certains microbes qui se reproduisent et pullulent parfois avec une fécondité si prodigieuse?

Quelques mots maintenant des causes, tenant soit à la mère, soit à l'enfant, qu'on a signalées comme pouvant favoriser l'action du contage.

1° Du côté de la mère : la primiparité, les malformations du bassin, la durée de l'accouchement; partant, toutes les causes qui peuvent la faire varier, toutes celles qui peuvent également modifier l'intervalle qui existe habituellement entre l'écoulement du liquide amniotique et la terminaison du travail.

2° Du côté de l'enfant : la *syphilis* constitutionnelle que l'on a peut-être une trop grande tendance à incriminer (Duplay); Werdmuller et Haussman ont cependant vu des enfants de femmes syphilitiques venir au monde avec un commencement d'inflammation de la conjonctive; Giraldès avait également dit que les enfants venaient au monde avec les symptômes caractéristiques de l'ophthalmie. Après la syphilis, la *scrofule* qui, comme on le sait, porte son activité sur l'organe de la vision; toutes les affections qui, en modifiant d'une manière plus ou moins profonde l'organisme, diminuent ses moyens de défense et règlent, pour ainsi dire, son degré de receptivité ; le sexe, le volume de l'enfant, les présentations vicieuses, celles de la face surtout, on conçoit facilement, en effet, que, dans ce dernier état, les paupières sont en contact parfait et prolongé avec les sécrétions maternelles; Caron de Willard a noté que, pour 55 enfants atteints d'ophthalmie, il y avait eu 33 accouchements difficiles; la susceptibilité particulière du nouveau-né, entrant brusquement dans un milieu absolument nouveau, la suractivité physiologique de toutes les fonctions à l'entrée dans la vie, en raison d'un développement relativement beaucoup plus considérable du système capillaire; enfin, Chrétien indique comme *très effective*, une cause que nul auteur n'avait signalée avant lui : la desquamation épithéliale de la muqueuse conjonctivale que l'on voit survenir dans les jours qui suivent la naissance et qui coïncide généralement avec une exfoliation épidermique s'étendant à tous les orifices formés par des muqueuses, bouche, anus, vulve; dans ces conditions, un coup d'air (Guersant), l'impression d'une lumière trop vive (Guéniot) peut être le point de départ de l'ophthalmie. Pour M. Guéniot, cette desquamation épithéliale serait plus efficace que la contamination directe de la conjonctive par les humeurs de la mère.

B. *Causes internes.* — On ne saurait accorder à ces circonstances que le pouvoir de créer une effraction très favorable à l'infection. N'est-il pas, aussi, rationnel d'admettre que certaines affections de la peau, ainsi que le fait a été démontré chez l'adulte pour l'eczéma (Hardy, Hebra), Blasy, le psoriasis (Duplay), le pityriasis (Blazy), l'herpès guttural (Gubler), peuvent, chez des enfants prédisposés, porter leur action sur la conjonctive, et prendre au développement de l'ophthalmie la même part que celle que nous attribuons à la desquamation épithéliale dont nous venons de parler. Certains états constitutionnels, la vaccinale généralisée, ne peuvent-ils pas également amener des manifestations du côté de la conjonctive et aboutir à l'exanthème conjonctival, bien propre à favoriser la contamination?

La coïncidence des inflammations conjonctivales et des manifestations cutanées représentent d'ailleurs des faits cliniques que nul médecin ne songera à contester: Manifestations éruptives du côté de la peau: érythèmes, exzéma, lésions ecthymateuses, etc., etc., comme certaines inflammations de la bouche, lésions aphtheuses, ulcérations de la muqueuse buccale aboutissant, en dernier lieu, au développement du muguet par la création d'un milieu de choix pour le champignon spécifique de cette maladie. De pareils processus ne peuvent-ils pas préparer la conjonctive à l'action des agents spécifiques de l'ophthalmie? On voit, en outre, souvent en clinique, les enfants de maternité affectés de formes légères d'infections dans lesquelles la gastro-entérite est le phénomène dominant. Sans accepter absolument la démonstration fournie par Klebs, nous ne saurions douter, en pareil cas, de l'influence du milieu. Dans ces conditions, on voit souvent se produire l'érythème fessier avec tendance rapide à la généralisation; on voit survenir encore l'ecthyma, et, si quelque traumatisme extérieur existe du fait de l'accouchement, la suppuration s'en empare habituellement. Des bulles suppuratives, pemphigoïdes apparaissent parfois et surtout aux extrémités des membres. Dans ces conditions, l'ophthalmie n'est pas rare. On pourrait même dire qu'elle est la règle et qu'il suffit d'une cause déterminante éventuelle pour la produire. Les exanthèmes des paupières sont parfois, de toute évidence, la première étape de l'inflammation qui atteindra consécutivement la muqueuse conjonctivale. On en peut enfin dire autant du coryza, des pharyngites devenues secondairement septiques dans un milieu d'infection.

Les auteurs ont également incriminé les inflammations des parties génitales, le caractère des sécrétions maternelles (blennorrhée, leucorrhée), et Brazer a dit que l'ophthalmie se déclare toujours quand la mère est leucorrhéique. Ce sont là des considérations qui ont donné lieu a une nouvelle théorie sur la pathogénie de l'affection, théorie qui a eu et qui a encore pour elle de nombreux et éminents défenseurs.

C. *Causes spécifiques d'origine extérieure.* — 1° *Contamination directe des yeux de l'enfant par les sécrétions maternelles.* — Un grand nombre de médecins et des plus éminents, ont prouvé qu'on devait faire jouer le rôle le plus actif aux écoulements maternels dans l'étiologie de l'ophthalmie. Dernièrement, le Dr Escalais posait dans sa thèse inaugurale les conclusions suivantes : « Nous pouvons affirmer que l'ophthalmie des nouveau-nés est due à l'inoculation des mucosités vaginales virulentes. » Mais remontons aux premières études qui furent faites sur la question. En 1832, Cederschold essaya de déterminer, par l'analyse minutieuse de 328 cas, quelle relation il existe vraiment entre les sécrétions maternelles et l'ophthalmie purulente. Il constata que la coïncidence s'était produite dans le septième des cas, mais que dans tous les autres il y avait une cause différente à déterminer. Otto Haab, Mackensie, Arlt, Dahlef, Haussmann, Trousseau, Bouchut, Scarpa, Ricord, Dupuytren, Guersant, Galezowski, Credé accordent également une grande influence aux écoulements et aux produits muqueux du vagin; mais plusieurs d'entre eux incriminent surtout les écoulements leucorrhéique ou blennorrhéique. Otto Haab fait, en outre, jouer aux micrococcus qu'on trouve dans les sécrétions un rôle très important, car il les considère comme les véhicules du virus blennorrhéique. Mais Sichel considère cette influence comme absolument exceptionnelle, Marjolin la conteste, Vidal de Cassis et Velpeau la nient absolument. Ce dernier base son opinion sur ce fait que « les yeux restent fermés durant tout le séjour de l'enfant dans le canal génital ». Il est vrai qu'à l'objection de Velpeau, on peut opposer l'opinion de Haussmann, en contradiction avec celle de Smiek qui admet qu'elle se produit après l'accouchement; sur le moment de l'infection. Suivant Haussmann, en effet, l'infection ne se produit qu'après l'accouchement. Il suffit qu'une petite quantité du mucus vaginal soit restée adhérente aux cils, aux paupières de l'enfant, et que ce dépôt n'ait pas été, comme cela arrive très fréquemment, soigneusement enlevé avant que les yeux se soient ouverts, pour que l'infection ait lieu. Il est, du reste, aisé dans ces cas, ajoute Haussmann, de constater dans le cul-de-sac palpébro-conjonctival une certaine quantité de ces produits. Enfin, Gosselin, dont les recherches ont été faites dans un milieu des plus favorables pour qu'on fût en mesure de constater l'influence des sécrétions spécifiques, n'est arrivé qu'à des résultats négatifs. Nous sommes donc bien loin de l'opinion de Graëffe, qui considère comme *essentiel* le contact de la conjonctive oculaire avec les humeurs maternelles et qui ajoute que : « *Même chez une femme saine, les humeurs peuvent, au moment de la parturition, prendre des qualités septiques.* » Nous avons enfin indiqué, en traitant de la nature de la maladie, comment Zweifel et Stattler avaient été conduits, par une série d'expériences, à poser cette conclusion que : les coccus, et diplococcus blennorrhéiques décrits par Neisser, à l'exclusion complète des sécrétions vaginales, catarrhales, ou des lochies normales, déterminent l'infection; dans ce cas, les germes existent dans les sécrétions ou bien peuvent être portés par les instruments, les mains, les éponges, etc. Haussmann a également expérimenté dans le but de savoir quels organismes pouvaient contenir les sécrétions maternelles. Il en a trouvé un grand nombre : coccus, diplococcus, bactéries, oïdium albicans, etc.; mais, sans établir s'il convient de faire jouer un rôle actif à certains d'entre eux dans la pathogénie de l'ophthalmie.

2° *Contagion.* — Il reste maintenant à envisager une cause puissante de propagation de l'ophthalmie, qui entre en jeu lorsque la maladie est une fois apparue, la contagion ; cause qui peut sévir avec une intensité extraordinaire quand on ne lui oppose pas les règles de désinfection que les découvertes modernes ont fait établir. La contagion s'effectue de plusieurs manières. Les voici sommairement exposées :

1° *Contagion d'un œil à un autre.* — On a dit que les mouvements de l'enfant, en faisant écouler une partie des sécrétions de l'œil malade sur l'œil sain, pouvaient déterminer l'infection de ce dernier. On a dit également qu'il pouvait s'agir d'une ophthalmie sympathique. Ne pourrait-on pas aussi admettre que, dans certains cas, le même état constitutionnel qui a favorisé la première infection peut être également la véritable cause de la deuxième?

2° *Contagion d'un enfant à un autre.* — On peut signaler ce mécanisme de la contagion, mais il reste évident qu'il ne doit entrer en ligne de compte que d'une manière tout à fait exceptionnelle.

3° *Contagion par les lits et les effets des malades.* — Dequevauvilliers a établi, par des observations très concluantes, que des enfants, dont les yeux étaient parfaitement sains, avaient gagné l'ophthalmie en couchant dans des lits qui avaient été occupés par des enfants malades, par les linges, les éponges (van Roosbroeck), qui ont servi à nettoyer des yeux malades et qui se sont ainsi imprégnés de matières virulentes.

4° *Contagion par attouchements directs.* — Par le fait de nourrices qui négligent trop les soins de propreté, par la négligence des mères qui peuvent transporter sur les yeux des enfants des germes contenus dans les lochies, dans les sécrétions séro-purulentes provenant d'un eczéma, de crevasses du mamelon, d'inflammations de la glande mammaire, d'une suppuration existant sur un point quelconque du corps.

5° *Contagion indirecte, par l'intermédiaire de l'air.* — Chalvet, à l'hôpital Saint-Louis, a démontré, par des recherches en harmonie avec les récents travaux du Dr Miquel, que l'air tenait en suspension une quantité considérable de détritus épithéliaux, des globules purulents, de végétations microscopiques..., qu'on pouvait considérer comme agents actifs de la contagion.

Ajoutons, en terminant ce qui concerne la pathogénie, que l'influence de la contagion, admise aujourd'hui par tout le monde et si bien démontrée par l'éloquence des résultats, trouve un argument irréfutable dans les quelques cas incontestables de transmission directe ou indirecte de l'ophthalmie à des gens du personnel préposé aux soins des enfants.

Les anciens, n'ayant sur la nature et le mode de propagation de l'ophthalmie que des données relativement incomplètes, ne pouvaient opposer à son apparition et à sa transmission que des moyens parfois insuffisants. Les conceptions modernes de l'infection et de la contagion, en éclairant vivement certains points restés obscurs, ont nécessairement fait faire de grands progrès, dans ce sens. Aussi, n'est-il peut-être pas indispensable de rassembler ici toute la série des mesures et des traitements mis en usage autrefois, et est-il plus rationnel de décrire, aussi complètement que possible, les méthodes nouvelles qui ont fourni, à tous ceux qui les ont judicieusement appliquées, de si remarquables résultats. Or, il ressort de l'étude que nous avons faite :

1° Que la maladie a besoin pour se développer, *tout au moins pour sévir avec une intensité toute spéciale*, d'un « *ensemble de circonstances* » à la réunion desquelles on peut aujourd'hui s'opposer dans une mesure assez large.

2° Qu'une fois constituée, elle peut s'étendre et se propager par différents mécanismes qu'il est aussi en notre pouvoir d'entraver. La solution du problème consiste donc :

a) A s'opposer, autant que possible, à la production de l'ophthalmie et à la circonscrire lorsqu'elle est apparue, *c'est là l'objet de la prophylaxie* ;

b) A tuer la maladie sur place, dans ses manifestations individuelles, *c'est là le but du traitement curatif*.

PROPHYLAXIE.

Nous la diviserons en *prophylaxie générale* A, et en *prophylaxie directe* B, celle-ci se subdivisant elle-même en prophylaxie : *a*. avant les couches : *b*. pendant les couches ; *c*. après les couches.

A. *Prophylaxie générale*. — L'opinion nouvelle sur la nature de l'ophthalmie, les considérations dans lesquelles nous sommes entré en traitant de l'étiologie, la constatation faite (Trousseau, Lorain, Peter, etc.), de sa coïncidence fréquente avec les accidents puerpéraux, montrent bien comment la prophylaxie de ces accidents a, avec celle de l'ophthalmie, une étroite parenté. En quoi donc doit consister cette prophylaxie générale ? Si l'opinion moderne n'est pas erronée, si l'idée de la nature infectieuse de la maladie est juste, si l'*agent infectieux*, considéré comme essentiel, habite primitivement dans l'atmosphère, la prophylaxie doit surtout avoir en vue la « *composition de cette atmosphère* » pour la modifier dans le sens le plus défavorable à l'existence ou au développement du ou des organismes incriminés. Or, on est en droit d'espérer que l'on peut aujourd'hui, par l'application rigoureuse des méthodes antiseptiques, s'opposer à la formation *du milieu qui leur est favorable*. Ainsi, la désinfection minutieuse des salles, le renouvellement de l'air, sa purification de tous germes par des pulvérisations de liquides convenablement choisis, nous paraissent aussi bien faire partie de la *prophylaxie générale de l'ophthalmie* que de celle des autres maladies infectieuses; ou, pour faire un rapprochement plus sensible, que de celle de tous les accidents puerpéraux: métrite, métro-péritonite, pyohémie, pleurésie purulente, septicémie, etc.

Le Dr Escalaïs conseille, dans sa thèse: l'installation de bouilloires et de pulvérisateurs qui répandent des vapeurs chargées d'acide phénique et la désinfection la plus rigoureuse des lits et des rideaux à l'aide des solutions de sublimé. Pareilles mesures seront prises pour tous les effets qui doivent servir à la toilette, au change des enfants. On fera brûler ou on débarrassera de tous germes, par l'emploi des températures excessives, tous les objets qui auront déjà servi à un enfant malade, tout en ayant soin d'exiger des personnes appelées à nourrir, examiner, soigner les nouveau-nés (nourrices, mères, sages-femmes, médecins, gardes, etc.), la plus stricte propreté. En un mot, on fera aussi complète que possible l'*antisepsie de l'outillage et du personnel*.

On doit également faire rentrer dans cette « prophylaxie générale » toute la série des moyens et des précautions capables de prévenir ou de neutraliser l'action de cet ensemble de causes vagues auxquelles, tout en leur refusant un rôle essentiel dans le développement de la conjonctivite purulente, nous avons accordé néanmoins une part plus ou moins active (chaleur d'un feu trop vif, exposition prolongée à la lumière, froid humide, etc., etc.). A ce point de vue spécial, la prophylaxie moderne présente de grandes ressemblances avec la prophylaxie ancienne.

Mais lorsque la maladie éclatera, malgré toutes les précautions prises, ou peut-être parce que, dans quelques circonstances, les *précautions systématiques* auront été plus ou moins négligées, il restera à limiter, le plus possible, l'extension de la maladie. On y parviendra : en revenant tout de suite à l'*application rigoureuse* des méthodes antiseptiques et en recourant immédiatement à l'*isolement absolu des petits malades*. Car, on peut appliquer aux nouveau-nés, en les modifiant seulement un peu dans leur énoncé, les conclusions que Peter a formulées, en terminant son étude sur « les maternités malfaisantes », à propo s desfemmes atteintes d'accidents puerpéraux.

1° Un enfant, atteint d'ophthalmie, est une occasion d'ophthalmie pour un autre enfant placé dans le même milieu.

2° Une réunion d'enfants, atteints d'ophthalmie, constitue un milieu idéal de causes d'ophthalmies.

Il faut enfin, chez un enfant dont l'un des yeux est malade, empêcher que l'infection ne se propage à l'autre. « Dans ce but, Péchin recommande le monocle de Maurel », verre de montre fortement bombé, enchâssé dans une garniture de caoutchouc appliquée à une bande de caoutchouc qui le maintient autour de la tête; et M. Després conseille un simple appareil composé d'un tampon de ouate et d'une bande de flanelle, pansement qu'il faut renouveler toutes les vingt-quatre heures, afin de s'assurer de l'état de la conjonctive.

Telles sont les données les plus importantes de la prophylaxie générale. Passons maintenant à l'étude de la prophylaxie directe.

Prophylaxie directe. — Les moyens prophylactiques auxquels on a généralement recours ne sont évidemment que de simples déductions des notions étiologiques que nous avons précédemment passées en revue.

1° *Prophylaxie avant les couches.* — En dehors des causes vagues auxquelles s'adresse plus particulièrement la prophylaxie générale, il existe souvent avant l'accouchement, du côté de la mère, des phénomènes pathologiques qui, au moment du travail, peuvent, d'après l'opinion la plus répandue, jouer un rôle très actif dans le développement de l'ophthalmie. Ce sont les *écoulements génitaux de la mère*. Certes, nous avons vu que les auteurs n'étaient pas toujours d'accord sur la question de savoir quel degré d'efficacité il fallait leur accorder, si l'on devait *seulement* incriminer les écoulements de nature spécifique, ou accorder aussi un rôle actif aux sécrétions ordinaires (catarrhe, leucorrhée). Mais il résulte de l'ensemble des faits, qu'il existe réellement des relations étroites entre les sécrétions maternelles et la contamination des yeux des nouveau-nés. Aussi, quelques médecins ont-ils considéré comme une excellente mesure prophylactique les traitements dirigés, pendant la grossesse, contre les écoulements, de quelque nature qu'ils fussent, des organes génitaux de la mère.

En 1835, Wendt préconisait de nombreux lavages vaginaux, durant la grossesse, aux femmes atteintes de leucorrhée, de catarrhe et Crédé, à Leipsick, dès le mois de novembre 1878, avait établi, comme mesure prophylactique contre l'ophthalmie, les injections vaginales phéniquées et salicylées (2 0/0), chez les femmes enceintes, atteintes de vaginite. Mais Haussmann est un de ceux qui ont le plus fortement insisté sur l'importance qu'il y a à traiter, avec sollicitude, les sécrétions génitales exagérées de la mère. « Malheureusement, remarque-t-il, il n'y a guère que la minorité des femmes qui soient soumises à l'observation des médecins; le reste va voir des sages-femmes. Il faut donc faire connaître à celles-ci l'importance qu'il y a à soigner, avec beaucoup de soin, les femmes atteintes de leucorrhée, de blennorrhée, etc., etc. Il est également nécessaire qu'elles n'hésitent jamais à conseiller à leurs clientes d'aller chercher des soins éclairés, lorsqu'elles sont atteintes d'écoulements purulents. Elles doivent, en outre, être pénétrées de l'influence considérable que des circonstances de cette nature exercent sur le développement de l'ophthalmie. Qu'elles sachent enfin, qu'il dépend beaucoup d'elles, sinon de supprimer complètement la maladie, tout au moins de la diminuer dans des proportions considérables. »

En outre, médecins comme sages-femmes ne doivent jamais oublier qu'ils peuvent, par négligence, devenir les véhicules des germes infectieux. Aussi, doivent-ils, avant chaque examen, se laver très soigneusement dans des liquides antiseptiques, aussi bien que soumettre les femmes à des injections vaginales désinfectantes, après chaque exploration. De même, on doit très vivement conseiller à tout homme, atteint de chaudepisse, d'éviter toute relation sexuelle avec sa femme.

Prophylaxie pendant les couches. — On éprouve quelque surprise, quand on sait quel rôle actif les médecins faisaient jouer aux sécrétions maternelles dans le développement de l'ophthalmie, à constater combien longtemps on est resté sans proclamer l'urgence qu'il y a à traiter les écoulements des organes génitaux, tout au moins à neutraliser, au moment du travail, par des moyens appropriés, employés d'une façon systématique, leurs propriétés irritantes et infectieuses. Mais, dans ces dernières années, la question a fait d'immenses progrès, grâce aux travaux de Haussmann, de Crédé et d'Olshausen, etc.

Mackensie, vers 1850, préconisait les injections utérines pendant le travail. Selon Horner, c'est Bischoff, de Bâle, qui institua, le premier, l'*usage systématique* des injections phéniquées comme *traitement préventif* de l'ophthalmie. Plus tard, Olshausen et Crédé étudièrent minutieusement la question. Dès le mois de novembre 1879, Credé faisait, à la Maternité de Leipsick, pratiquer à toutes les parturientes atteintes de vaginite des lavages vaginaux avec des solutions phéniquées ou salicylées à 2 0/0. Le Dr Fehling introduisit, en 1881, la méthode de Crédé à la Maternité de Stuttgard. Dans une monographie récente, le Dr B. Marta arrive à cette conclusion : que pour prévenir, ou du moins pour atténuer les effets des sécrétions maternelles, il est indispensable de désinfecter les organes génitaux durant la dernière période de la gestation et pendant l'accouchement. Enfin, dans son travail remarquable, Haussmann émet les règles de prophylaxie suivantes : Si la grossesse est à terme et si l'augmentation du flux muqueux n'est constatée qu'au début ou dans le cours du travail, il faut diriger le traitement suivant la situation de l'enfant et la marche de l'accouchement. Chez les multipares, à durée moyenne du travail et à écoulement muqueux modéré, il suffit d'un lavage unique prophylactique, de l'écoulement du liquide amniotique et de la désinfection des parties génitales externes. Si l'écoulement est purulent, séro-purulent, s'il contient des bactéries mobiles, surtout si l'accouchement est un peu long, s'il s'écoule peu de liquide amniotique, il faut, aussi bien dans l'intérêt de la mère que dans celui de l'enfant, laver, à plusieurs reprises, les organes génitaux. La canule à injection doit être chaque fois soigneusement lavée et désinfectée. L'injection doit être faite la femme étant debout et non couchée. Les doigts, les instruments doivent être soigneusement lavés dans une solution phéniquée à 2 0/0. Mais, ajoute Haussmann, *jamais la désinfection seule des parties génitales ne constitue une thérapeutique suffisante de l'ophthalmie ;* ce qui est en désaccord avec une opinion qu'avait émise Crédé. D'ailleurs, l'exactitude de cette remarque, *si importante*, a été vérifiée par un grand nombre de cliniciens, entre autres par le professeur Hecker, qui, en 1882, dans un travail sur l'ophthalmie ; discutant la théorie de Crédé et de Graëfe *de la contamination exclusive des yeux de l'enfant par les sécrétions maternelles*, trouvait un nouvel argument dans ce fait clinique : que le développement de l'ophthalmie n'était point prévenu lorsqu'on réduisait les mesures prophylactiques aux injections vaginales destinées à nettoyer et à désinfecter le canal génital.

Prophylaxie après les couches. — Si les moyens préventifs auxquels on a recours durant la grossesse et au cours du travail, ont paru à quelques cliniciens d'une utilité sérieuse, la *thérapeutique préventive*, instituée *immédiatement* après l'accouchement, *surtout dans les maternités*, pour des raisons que nous avons analysées en traitant de l'étiologie, est aujourd'hui regardée comme absolument nécessaire. D'ailleurs, depuis nombre d'années déjà, quelques médecins avaient été conduits, par la considération des *relations de causalité* qui paraissaient exister entre l'ophthalmie et les sécrétions maternelles, à faire laver, immédiatement après la naissance, les yeux des enfants. Ces moyens prophylactiques, du reste, qui consistaient principalement en précautions plus minutieuses, en soins de propreté plus complets, suffirent à amener des résultats relativement très favorables. Mais, parfois, ils se montrèrent insuffisants. C'est seulement, en effet, dans ces dernières années, qu'une notion plus précise de la maladie, que les considérations nouvelles sur sa pathogénie, que l'idée surtout de sa nature infectieuse, de ses relations très probables avec l'existence de certains organismes, fit une pratique obstétricale courante de l'application de certaines mesures qui constituent véritablement *la prophylaxie post-partum de l'ophthalmie.* Mais remontons à l'origine et passons rapidement en revue l'historique de ce côté de la question. Actius (1542) faisait laver les yeux des enfants sitôt après leur naissance; Haase (1829) conseillait de les laver, deux fois par jour, avec une solution de chlorure de chaux. En 1839, Sonnenmayer prescrivait les lavages des yeux chez tous les enfants syphilitiques, et se servait d'une solution de sublimé et d'une solution de chlorure de chaux. Abegg, à la Maternité de Dantzig (1871), avait mis en usage les lavages pratiqués avec de l'eau, et, par la minutie dans les soins, était arrivé à d'excellents résultats, puisque, dans une pratique de neuf années, de 1871 à 1880, sur 2,266 naissances, il avait pu réduire à 66 le nombre des ophthalmies et éliminer complètement toutes ses complications sérieuses. Comme nous l'avons vu plus haut, Bischoff, de Bâle, avait établi l'emploi systématique des injections vaginales phéniquées ; mais il leur associait, comme complément capital, les lavages des yeux avec les solutions salicylées. Nous établirons, du reste, un tableau succinct qui donnera un aperçu suffisant des résultats remarquables dus à sa thérapeutique. En 1876, d'après A. Graëfe, un Suisse,

Skiess, recommandait l'usage des solutions phéniquées au 1/50 ou des solutions de thymol au 1/1000. Olshausen, de Halle, sur les conseils de Græfe, eut recours à l'emploi d'une solution phéniquée au 1/100 et put ainsi faire tomber la moyenne de l'ophthalmie de 12.5 00 à 6.00. Péchin (1883), voulant éviter l'action irritante de l'acide phénique impur, lui substitua les solutions de résorcine dans la proportion de 5/100. Depuis 1860, le Dr Dor, de Lyon, emploie contre la conjonctivite purulente des nouveau-nés les solutions de benzoate de soude, et M. Bar, dans sa thèse d'agrégation (1883), concluait que les lavages boriqués seraient d'excellents moyens pour combattre l'ophthalmie. De même, M. le Dr Fieuzal préconise les lavages avec de l'eau tiède tenant en dissolution un antiseptique, acide phénique ou borique, qui lui paraissent les meilleurs.

Partant de ses idées personnelles sur *le moment de l'infection*, Haussmann recommande de laver les yeux des enfants nouveau-nés avec une solution phéniquée à 1 0/0, et cela *avant que les yeux se soient ouverts*. Pour pratiquer ces lavages, il a soin de ne pas se servir de la main qui, pendant le dégagement de la tête, a soutenu le périnée. Il emploie un linge de batiste, trempé dans la solution phéniquée à 1 0/0 et soigneusement exprimé, qu'il conduit de l'angle interne de l'œil vers l'angle externe, en lavant très doucement au début et très minutieusement les cils et les bords palpébraux. Ce lavage, *avant l'ouverture des yeux*, a pour but de prévenir absolument le contact des principes infectieux et de la muqueuse oculaire. C'est là, fait remarquer Haussmann, en quoi diffère sa manière d'agir de celle de Crédé et de Græfe, pour qui l'infection est acquise avant l'ouverture des yeux, et qui agissent avec l'idée de prévenir ou d'arrêter l'action nocive des éléments infectieux *transportés déjà sur la conjonctive*.

Nous avons déjà vu que Crédé faisait donner à toutes les femmes atteintes de vaginite qui se présentaient à la Maternité de Leipsick, des lavages vaginaux avec des solutions phéniquées ou salicylées à 2 0/0. Il avait pensé que cette pratique suffirait à prévenir le développement de l'ophthalmie. Déçu dans son attente, il se décida à agir directement sur les yeux et employa d'abord une solution de borax au 1/60. Les résultats n'ayant pas été absolument satisfaisants, il recourut aux lavages avec des solutions salicylées et aux instillations faites avec une solution au nitrate d'argent. Cette méthode de traitement, à laquelle il apporta quelques légères modifications, fut, dès le mois de juin 1880, appliquée d'après les règles suivantes à tous les enfants : *Immédiatement après la naissance*, instillation d'une seule goutte de nitrate d'argent au 1/50 ; puis, pendant vingt-quatre heures, application sur les paupières de compresses d'une solution d'acide salicylique à 2 0/0. Nous donnerons également un tableau indiquant les résultats « merveilleux » dus à cette *thérapeutique préventive* de l'ophthalmie des nouveau-nés, méthode qui, d'ailleurs, s'est rapidement généralisée aussi bien en France qu'à l'étranger.

Il nous reste maintenant à indiquer les détails du traitement prophylactique de l'ophthalmie *après la naissance*, tel qu'il a été expérimenté, pendant un temps, à l'hôpital des Cliniques de Paris. Cette méthode, qui a fait dernièrement le sujet de la thèse du Dr Connen, a été inspirée par le Dr Doléris, dont on connaît l'étude si remarquable : *de la fièvre puerpérale et des organismes inférieurs*. L'auteur de ce travail, qui a éclairé d'une vive lumière la pathogénie des accidents puerpéraux en indiquant si bien la *multiplicité et la subtilité de leurs causes*, ne pouvait manquer de soupçonner dans la conjonctivite purulente des nouveau-nés une maladie de nature essentiellement infectieuse. Doléris, d'ailleurs, a exprimé très nettement son opinion à ce sujet dès 1880 : « Les ophthalmies, l'ictère, la diarrhée, les vomissements chez les nouveau-nés, dit-il, sont souvent, *j'en ai la certitude, les manifestations d'une contamination de l'enfant.* » Aussi devait-il être naturellement conduit à poursuivre par des moyens appropriés les germes qui, suivant lui, devaient sûrement jouer un rôle actif dans le développement de l'ophthalmie après l'accouchement. Voici en quoi consiste le traitement prophylactique de l'ophthalmie des nouveau-nés par l'acide borique, préconisé par Doléris et tel qu'il est résumé dans la thèse du Dr Connen : immédiatement après la naissance, l'enfant est soumis, deux fois par jour, matin et soir, à l'instillation faite dans chaque œil de quelques gouttes d'une solution boriquée, titrée au 3/100. Cette toilette particulière de l'œil se fait à la Clinique d'accouchement, au moment du pansement ou change du nouveau-né ; elle vient le compléter.

Pour l'exécution du traitement, il est commode de se servir d'un compte-gouttes, et on doit bien prendre garde qu'aucune partie de l'œil n'échappe au contact de la solution.

Résultats fournis par quelques méthodes prophylactiques.

1° Procédé de Bischoff, de Bale. — Injections vaginales phéniquées et lavages des yeux avec une solution salicylée.

		Nombre d'opthalmies.
Avant 1833.	Pour 100 naissances....	5.6
1873-74	—	3.5
1875-76	—	2.6

2° Méthode de Crédé. — Instillation, immédiatement après la naissance, d'une goutte d'une solution de nitrate d'argent au 1/50 et application ou non de compresses imbibées d'une solution salicylée.

	Nombre des naissances.	Nombre des ophthalmies.	0/0
1874............	323	45	13.6
1875............	287	37	12.9
1876............	367	29	9.1
1877............	360	30	8.3
1778............	353	35	9.8
1879............	389	36	9.2
1880 jusqu'au 31 mars.	187	14	7.6
1880 de juin à décemb.	200	1	0.5

TRAITEMENT CURATIF

« *Il est impossible, dans l'état actuel de la science, de reconnaître si une ophthalmie des nouveau-nés sera bénigne ou maligne. — Si par malheur on se fie aux apparences souvent trompeuses de la maladie, et si on la soigne par des collyres légèrement astringents, on perdra un temps précieux et on favorisera le développement de la maladie.*

« *Le début de l'ophthalmie des nouveau-nés peut être bénin ou malin, mais cela ne doit nullement modifier la marche ultérieure du mal, et il faut l'attaquer avec la même vigueur et la même énergie que s'il s'agissait d'une maladie grave.* »

Nous avons jugé utile de citer textuellement l'opinion si nettement formulée par M. Galezowski, car les résultats satisfaisants obtenus dans un grand nombre de cas par l'emploi des moyens les moins énergiques, pourraient être l'origine d'illusions regrettables pour le praticien et de complications fort sérieuses pour les nouveau-nés. Sur 6.015 malades nouveaux qui se sont présentés à ma clinique, dit M. Galezowski, il y a eu 507 cas d'ophthalmie des nouveau-nés, et, sur ce nombre, il y a eu 111 cas d'accidents plus ou moins graves ayant amené, soit un affaiblissement consécutif, soit une perte complète de la vue.

Perforation avec nécrose partielle ou totale de la cornée.	44
Ulcération superficielle ou profonde de la cornée.......	34
Leucome de la cornée..........................	15
Staphylôme de la cornée..........................	6
Atrophie du globe oculaire......................	7
Cataracte capsulaire..........................	3
Ectropion..............................	2
Total......	111

Un certain nombre de ces malades ont été soignés par des astringents et par des cautérisations faites sans méthode aucune ; d'autres n'ont été soumis qu'au traitement par des injections avec du lait et aux lotions avec l'eau de guimauve, infusion de thé, etc. (Galezowski.)

Se fondant sur cette série de complications sérieuses dues à une thérapeutique insuffisante ou mal dirigée, l'éminent ophthalmologiste conclut à l'adoption d'une méthode simple, à peu près infaillible. Ce serait, du reste, un immense progrès de réalisé, si son mode de traitement de la conjonctivite purulente des nouveau-nés, ou une méthode équivalente, devenait partout une pratique médicale courante. Nous allons, en effet, voir combien cette thérapeutique de l'ophthalmie a été le sujet de controverses nombreuses, combien souvent les auteurs ont été en désaccord sur les meilleurs moyens à employer pour combattre cette affection, combien souvent aussi leurs procédés ont été absolument contradictoires.

Ce qui se passait chez les anciens, comme Avicenne, Rhazès, Gordon Bruns, dit Haussmann, existe encore aujourd'hui. Parmi les auteurs les plus modernes, Franck, Barns, Bernstein, lavent les yeux malades avec le lait de la mère et confectionnent des cataplasmes ou des lotions avec l'infusion de sureau ; d'autres, objectant que les émollients produisent des effets désastreux, augmentent la rougeur, la tuméfaction et l'écoulement purulent, vantent l'application des compresses d'eau froide ou d'eau vitriolée.

Velpeau recommandait l'application de vésicatoires sur les paupières fermées; Stelway, la teinture d'iode; Wecker, la compression exercée sur l'œil fermé; Serre, les bains au sublimé; Dor, le froid produit à l'aide d'un sachet de baudruche, contenant un morceau de glace, placé sur l'œil. Chassaignac a appelé l'attention « sur l'action très remarquable des douches conjonctivales tombant d'une hauteur plus ou moins considérable sur la surface de l'œil et des paupières ». Natalis Guillot et Bricheteau préconisent également la douche oculaire, plus ou moins modifiée dans son genre d'administration. Heulke recommande, en même temps que le lavage des paupières, de faire tomber, dans la fente palpébrale, goutte à goutte, une solution d'alun. Doz et Nedemons conseillent les lotions de benzoate de soude au 1/20, alternant avec des solutions au tannin à 1 0/0.

On a aussi eu recours aux scarifications. Bricheteau pratique la section verticale de toute l'épaisseur de la paupière supérieure, et Bouchut, dans les cas de chémosis, excise la muqueuse.

Enfin, nous arrivons à un excellent mode de traitement qui, perfectionné, a donné les meilleurs résultats que l'on est en droit d'espérer ; nous voulons parler de l'usage du caustique au nitrate d'argent. Disons, en passant, que son emploi a soulevé bien des protestations, surtout en Angleterre et en Amérique. W. Wiliams considère la *cautérisation comme dangereuse, cruelle et inutile*. Martin Boones condamne impitoyablement le nitrate d'argent, de même Hogg, qui se sert de collyre émollient, etc., etc., etc. Mais les recherches expérimentales, aussi bien que les résultats remarquables obtenus par l'emploi du nitrate d'argent, ont consacré l'efficacité merveilleuse de ce caustique.

« Sur 12 enfants atteints au même degré d'ophthalmie des deux yeux, avec le même degré d'intensité, l'œil droit ne fut abstergé qu'avec de l'eau pure, tandis que pour le gauche, on se servit de la solution au nitrate d'argent. Les résultats de cette expérience furent par trop concluants : huit enfants eurent des *ulcérations de la cornée à droite*, tandis qu'*à gauche la cornée fut intacte chez tous.* »

Dès le principe, on n'employait contre la conjonctivite purulente des nouveau-nés qu'une solution très faible de nitrate d'argent. Ainsi, Fischer se servait d'une solution à 0,05 0/0 environ, M. Dequevauviller reconnaît la supériorité incontestable du nitrate d'argent. Trousseau se servait, dans les formes graves de l'ophthalmie, d'une solution concentrée de ce caustique et complétait le traitement par les insufflations de poudre de sucre et de calomel. M. Péchin accorde aussi, dans sa thèse, la préférence aux solutions plus ou moins concentrées de nitrate d'argent. Mais c'est surtout de Græfe, qui a établi les règles fondamentales du traitement de l'ophthalmie par le caustique. Sa thérapeutique, adoptée par l'école de Vienne, a donné des résultats si remarquables qu'on peut dire aujourd'hui, qu'appliquée à temps, elle conjure sûrement toutes les complications graves de l'ophthalmie. M. Galezowski, de son côté, est arrivé aux conclusions suivantes ;

1° L'ophthalmie réclame un traitement local énergique ;

2° Les cautérisations des paupières avec une solution de nitrate d'argent au 1/40, appliquée deux fois par jour, assurent la guérison du mal.

En terminant cet historique qui, en dépit de sa longueur, n'a pas la prétention de représenter la liste complète de tous les traitements institués contre l'ophthalmie, si bizarres quelquefois, que, dans une circonstance, il avait consisté dans le lavage des yeux avec de l'urine ; signalons encore quelques procédés qui ont donné de bons résultats.

M. Gosselin préconise les lavages avec des solutions fortement alcoolisées.

M. Després et Desmarres, le crayon de sulfate de cuivre et le collyre de sulfate de cuivre, auquel on doit associer les lavages à l'eau chaude, faits toutes les 2 heures, et l'application permanente de compresses également imbibées d'eau chaude.

Otto Haab, de Zurich, basant son traitement sur la présence, dans la sécrétion de la conjonctivite purulente, de micrococcus, a recours aux liquides antiseptiques. M. Escalaïs, dans sa thèse inaugurale, recommande l'usage des lavages fréquents avec une solution phéniquée au 1/300. Enfin, M. Connen donne la préférence au traitement curatif, préconisé à la Clinique de Paris, par le Dr Doléris : lavages boriqués fréquents avec une solution au 3/100, et, deux fois par jour, badigeonnage des paupières renversées, avec un pinceau imbibé d'une solution de nitrate d'argent au 1/100.

En terminant cette revue, à propos de laquelle on nous reprochera peut-être d'avoir attribué à l'ophthalmie un caractère de gravité beaucoup trop sérieux, d'avoir aussi laissé percer une préférence très marquée pour des idées auxquelles des recherches expérimentales nombreuses n'ont pas encore donné une sanction absolue, nous estimons utile, dans l'intérêt des nouveau-nés, aussi bien que dans celui des jeunes médecins qui pourraient être embarrassés devant la multiplicité des méthodes prophylactiques proposées, de résumer celles qui, tant au point de vue prophylactique que curatif, nous ont paru fournir les résultats les plus favorables.

TRAITEMENT PROPHYLACTIQUE

Méthode de Créde. — Immédiatement après la naissance, instillation d'une seule goutte d'une solution de nitrate d'argent au 1/50, puis, pendant les vingt -quatre heures qui suivent, application sur les paupières de compresses imbibées dans une solution salicylée à 2 0/0.

(L'application des compresses n'est pas indispensable.)

TRAITEMENT CURATIF

Méthode de Græfe ou par le nitrate d'argent. — Nous donnons la formule de Galezowski : « La cautérisation des paupières avec une solution de nitrate d'argent au 1/40, pratiquée deux fois par jour, assure la guérison du mal. »

Nous dirons, en terminant, ce que disait Haussmann à la fin de son travail sur le même sujet : « Que cet exposé de nos connaissances sur l'ophthalmie puisse faire de ces connaissances le bien commun de tous ceux dont le concours est indispensable pour arriver à reléguer l'ophthalmie des nouveau-nés au rang des maladies qui ont aujourd'hui complètement disparu et qui n'ont, tout au plus, que la valeur d'une donnée historique. »

BIBLIOGRAPHIE.

MACKENSIE. — T. I.

AMMON. — Traitement de l'ophthalmie des nouveau-nés. Ann. d'oculist., t. VIII, p. 57, 1842.

ARLT. — Mémoire sur le traitement de la conjonctivite des nouveau-nés. Ann. d'ocul., t. XI, p. 49, 1858.

DEQUEVAUVILLER. — De l'ophthalmie des nouveau-nés observée sous les formes endémique et épidémique. Arch. gén. de méd. et Ann. d'oculist., t. IX, p. 232 et t. X, p. 76 et 135, 1843.

TROUSSEAU. — De l'ophth. purul. des nouveau-nés. Journ. des connaiss. médi. chirurg., mai 1841 et Ann. d'oculist., t. XXXV, 1856.

CHASSAIGNAC. — Sur la nat. et le traitem. de l'ophth. des nouveau-nés, t. XVI, p. 138.

GUILLOT. — Gazette des hôp., juin 1858.

WECKER. — Thèse de 1861.

BRICHETEAU. — La douche oculaire contre l'ophth. des nouveau-nés. Ann. d'oculist., t. XLVI, nov. et déc., 1862.

BOUCHUT. — Trait. pratiq. des mal. des nouveau-nés, 1862.

MAURICE (Eugène. — Th. de Paris, 1869.

LOOTEN (Jules). — Th. de Paris, 1875.

DOLÉRIS. — Fièvre puerpérale, 1880.

HAUSSMANN. — Zur prophylactischen Behandlung der während der Geburt eintretenden Infektion der Augen des Kindes. Centralblatt. f. Gynækologie, v. 204, 1881.

— Zur Entstehung und Verhütung der Ophthalmia Neonatorum. Centralblatt für Gynækologie, v. 204, 1881.

— Die Bindehautinfection der Neugeborenen. Stuttgart, 1882.

GALEZOWSKI. — Des moyens de conjurer les dangers d'ophthalmie des nouveau-nés. Ann. de gynécol., 1881.

A. RUSSELL SIMPSON. — Prophylaxie de l'ophth. des nouveau-nés. Comptes rendus de la Société obstétricale d'Edimbourg. (Séance du 14 février 1884.)

PÉCHIN. — Thèse de Paris, mars 1883.

ESCALAÏS. — Thèse de Paris, juillet 1883.

BAR (Paul). — Thèse d'agrég., 1883.

L. CONNEN. — Thèse de Paris, 1883.

Paris. — A. PARENT, imprimeur de la Faculté de médecine, A. DAVY, successeur, 52, rue Madame et rue Monsieur-le-Prince, 14.

www.ingramcontent.com/pod-product-compliance
Ingram Content Group UK Ltd.
Pitfield, Milton Keynes, MK11 3LW, UK
UKHW020226180726
13838UKWH00005B/2207